FORSCHUNGSBERICHT DES LANDES NORDRHEIN-WESTFALEN

Nr. 2745/Fachgruppe Medizin

Herausgegeben im Auftrage des Ministerpräsidenten Heinz Kühn
vom Minister für Wissenschaft und Forschung Johannes Rau

**Prof. Dr. Dieter Abbo Kalbhen**
Pharmakologisches Institut der Universität Bonn

Pharmakologische Studien
zur Entwicklung eines neuen Arthrosemodells
am Versuchstier

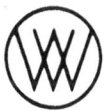

Springer Fachmedien Wiesbaden GmbH

Mitarbeiter dieses Forschungsberichtes: Dr. Ulrike Blum

CIP-Kurztitelaufnahme der Deutschen Bibliothek

Kalbhen, Dieter Abbo
Pharmakologische Studien zur Entwicklung
eines neuen Arthrosemodells am Versuchstier. -
1. Aufl. - Opladen : Westdeutscher Verlag,
1978.
 (Forschungsberichte des Landes Nordrhein-
 Westfalen; Nr. 2745 : Fachgruppe Medizin)

ISBN 978-3-531-02745-6     ISBN 978-3-663-06768-9 (eBook)
DOI 10.1007/978-3-663-06768-9

© 1978 by Springer Fachmedien Wiesbaden
Ursprünglich erschienen bei Westdeutscher Verlag GmbH, Opladen 1978

Inhalt

Einleitung.................................................. 3

Arbeitskonzept.............................................. 5
Material und Methoden....................................... 6
Ergebnisse und Diskussion................................... 7
I.   Makroskopische Befunde................................. 7
II.  Histologische Befunde.................................. 8
III. Biochemische Befunde................................... 9
Zusammenfassung............................................11

Literatur..................................................12

Anhang   ..................................................15
Abbildungen

## Einleitung

Nach amtlichen Schätzungen gab es im Jahre 1976 in der Bundesrepublik Deutschland ungefähr 20 Millionen Rheumatiker und einen durch rheumatische Erkrankungen bedingten Ausfall von etwa 30 Millionen Arbeitstagen pro Jahr. Angesichts dieser Zahlen wird deutlich, daß die Rheumaerkrankungen ein beachtliches gesundheitspolitisches und volkswirtschaftliches Problem darstellen und für die vielen Betroffenen ein schweres persönliches Schicksal sind.

Für die Pharmakotherapie entzündlich-rheumatischer Erkrankungen stehen heute ein recht umfangreiches Spektrum von Arzneistoffen aus der Reihe nichtsteroidaler und steroidaler Antiphlogistika/Antirheumatika sowie einige Basis-Therapeutika (z.B. D-Penicillamin, Chloroquin, Goldsalze) zur Verfügung. Demgegenüber ist eine medikamentöse Behandlung degenerativer Gelenkerkrankungen aus der Gruppe der Arthrosen und Spondylosen zur Zeit nur in einem sehr geringen Umfang möglich. Obwohl die Arthrose als Krankheit innerhalb des rheumatischen Formenkreises zahlenmäßig mit an der Spitze steht (5), gibt es bis heute kaum Arzneimittel, die als spezifische Antiarthrotika deklariert werden. Für eine pharmakologische Erprobung entzündungshemmender Antirheumatika verfügen wir über zahlreiche Versuchsanordnungen, von denen sich der Hauterythem-Test, die Adjuvans-Arthritis der Ratte, der Cotton-Pellet-Granulomtest und vor allem das Modell des entzündlichen Rattenpfotenödems besonders bewährt haben. Der Mangel an spezifischen Antiarthrotika ist nicht zuletzt dadurch bedingt, daß in der Pharmakologie bis jetzt noch keine tierexperimentellen Arthrose-Modelle entwickelt sind, die eine systematische und routinemäßige Prüfung möglicher Antiarthrotika in einem größeren Rahmen ermöglichen.

Es hat innerhalb der letzten 20 Jahre nicht an Versuchen gefehlt, Modellarthrosen an Laboratoriumstieren experimentell zu erzeugen. Die hierbei verwendeten Methoden beruhen auf den folgenden, verschiedenen Prinzipien:

1. Immobilisation von Gelenken z.B. durch Eingipsen (6,23)
2. Chirurgische Dislokation bzw. Auslösung von Stellungsanomalien (14,15,19)

3. Intraartikuläre Injektion von Fremd- und Reizstoffen z.B. Serumalbumin, Formaldehyd, Filipin oder Glaspulver (16,17)

4. Veränderungen des Vitamin- und Hormonstoffwechsels durch nutritive Störfaktoren oder Mangeldiäten

5. Arthrotische Begleit- und Sekundäreffekte bei anderen Erkrankungen z.B. Adjuvans-Arthritis (7) oder Rotlaufinfektion (25).

Diese Versuchsanordnungen sind jedoch als Screening-Methode zu zeit-, arbeits- oder kostenaufwendig, oder sie erscheinen aufgrund vorherrschend entzündlicher Reaktionen zu unspezifisch, sodaß sie keine praktische Bedeutung erlangt haben. Auch die erstmals von SILBERBERG u. SILBERBERG (26) beschriebenen, für die Ausbildung einer Arthrose genetisch prädisponierten Mäuse haben im pharmakologischen Laboratorium bisher nur sehr wenig Verwendung gefunden (27). Erst in jüngster Zeit werden von WILHELMI (28) diese im Mäusestamm Typ "C-57 black" spontan auftretenden Arthrosen für pharmakologische Studien herangezogen. Obwohl die bei ca. 60 % dieser Tiere auftretenden degenerativen Gelenkerkrankungen den Arthrosen beim Menschen weitgehend entsprechen, erscheint dieses Arthrose-Modell für eine routinemäßige Untersuchung einer großen Zahl von Pharmaka nicht optimal, da das hohe Alter der Versuchstiere eine entsprechend hohe Mortalität mit sich bringt. Außerdem ist wegen der geringen Größe der Versuchstiere und ihrer Gelenke eine quantitative Beurteilung des Arthroseverlaufs in-vivo erschwert.

In den vergangenen 6 Jahren haben wir uns daher bemüht, ein tierexperimentelles Arthrosemodell zu entwickeln, welches bei guter Übereinstimmung mit den degenerativen Gelenkveränderungen beim Menschen hinsichtlich Arbeits-, Kosten- und Zeitaufwand eine routinemäßige Verwendung im Laboratorium gestattet und gleichzeitig eine Beurteilung mit Hilfe makroskopischer, histologischer, histochemischer und biochemischer Parameter ermöglicht, sodaß wesentliche Voraussetzungen für die pharmakologische Prüfung antiarthrotischer Eigenschaften geschaffen werden. Bei der Auswahl geeigneter Versuchstiere konzentrierten wir uns auf eine Tierspezies, die ebenso wie der Mensch zum Stehen und zur Fortbewegung nur 2 Beine verwenden muß.

## Arbeitskonzept

Bekanntlich besteht bei erwachsenen Tieren und Menschen im Knorpelgewebe ein Gleichgewicht zwischen den anabolen und katabolen Prozessen. Zur Erhaltung von Struktur und Funktionen werden von den Knorpelzellen also nur so viele Bestandteile der Bindegewebsgrundsubstanz (Proteoglykane und Kollagen) synthetisiert, wie abgebaut bzw. abgenutzt werden. Eine Verlangsamung oder Störung der anabolen Reaktionen muß sich daher nach einer bestimmten Zeit in einer Verminderung der Gesamtbilanz darstellen. Es erschien uns daher folgerichtig, daß eine experimentell gezielt herbeigeführte Störung der für die Knorpelernährung verantwortlichen Systeme im Gelenkbereich eine Verlangsamung der anabolen Reaktionen in den Chondrozyten auslösen wird und damit entsprechende Degenerationen im Knorpelgewebe verursacht. Da der Gelenkknorpel über Synovialis und Gelenkflüßigkeit seine Substrate bezieht, kann sowohl eine Verminderung der Substratbereitstellung in der Synovialis oder im Substrattransport als auch eine Störung des Chondrozytenstoffwechsels zu reduzierten Syntheseleistungen führen. Daneben kann aber auch eine Aktivierung kataboler Prozesse z.B. durch eine vermehrte Einwirkung leukozytärer Enzyme aus der synovialen Membran degenerative Veränderungen im Gelenk auslösen. Wie die Erfahrungen gezeigt haben, führt eine lokale, also intraartikuläre Applikation von Reizstoffen vor allem zu <u>akut-entzündlichen</u> Reaktionen mit entsprechender destruktiver Phase. Demgegenüber erwarten wir, daß die Applikation einer Substanz, welche vor allem eine Verminderung oder Hemmung anaboler Prozesse im Bindegewebe verursacht, zu vornehmlich <u>degenerativen</u> Veränderungen Anlaß geben wird. In diesem Sinne konzentrierten sich unsere Experimente auf die verschiedensten Stoffwechselinhibitoren. Nach umfangreichen Vorversuchen wählten wir Monojodacetat, ein Wirkstoff, der durch Inhibierung SH-haltiger Enzyme als spezifischer Hemmstoff der Glykolyse angesehen wird (8,22).

Aus eigenen Arbeiten wissen wir, daß diese Substanz nicht nur den ATP-Gehalt in Zellkulturen (10) und inkubiertem Knorpelgewebe (20) reduziert sondern auch die Proteoglykansynthese im Knorpelgewebe sehr stark hemmt (3). Durch die örtliche Applikation genau dosierter Mengen von Monojodacetat (MJA) in nur ein Kniegelenk der Versuchstiere erhofften wir, eine lokal begrenzte Wirkung auf das artikuläre Gewebe (vor allem Synovialis und Gelenkknorpel) zu erreichen. Wir erwarteten, daß es bei einer entsprechenden Dosierung nicht zu einem systemischen Effekt auf das Ganztier kommt.

## Material und Methoden

Als Versuchstiere verwendeten wir 140 Hühner der Rassen: Braune Rohdeländer, Weiße Babcock Hybriden, Weißes Leghorn Stamm HNL, Weißes Leghorn Stamm Hissex. Das Alter der Tiere lag bei Versuchsbeginn zwischen 18 und 24 Monaten. Die Tiere wurden in Freigehegen oder Käfigen gehalten und erhielten als Futter "Vollkraftkorn" der Firma Muskator und Wasser ad libitum. Für jede Versuchsreihe wurden stets Tiere gleicher Rasse verwendet. Zu Versuchsbeginn wurde den Tieren 3,0 mg Monojodacetat-Na in 0,1 ml physiologischer Kochsalzlösung einmalig oder im wöchentlichen Abstand intraartikulär in das linke Kniegelenk injiziert. (Kanülen: Hona Meistergleitschliff Nr. 18, mittellang). Kontrolltieren wurde nur Kochsalzlösung appliziert. Nach 6,8,10 oder 12 Wochen wurden die Versuchstiere durch Dekapitation getötet und die Kniegelenke herauspräpariert. Die geöffneten Gelenke wurden makroskopisch inspiziert und der Befund durch Farbphotographie dokumentiert (Kamera: Practica Nova B der Firma Pentacon, Dresden; Filmmaterial: Kunstlicht Diafilm Kodakchrome, 22 DIN).

Für die mikroskopisch-histologischen Untersuchungen wurde der Gelenkknorpel nach elektrolytischer Entkalkung im Kryostaten geschnitten. Die Färbung der Gefrierschnitte erfolgte mit Delafieldschen Hämatoxylin und Orange G (24) oder mit der PAS-Methode nach HOTCHKISS (9) modifiziert nach PEARSE (18). Die photographischen Aufnahmen der histologischen Präparate erfolgten auf Ektachrome Kunstlicht Diafilm der Firma Kodak, mit dem Mikroskop "Ortholux" Firma Leitz.

Für die biochemischen Untersuchungen wurde das Knorpelgewebe durch Entkalkung vom Knochen gelöst und unter Kühlung in Alkohol homogenisiert. Nach Entfetten mit Aceton wurde der Knorpel alkalisch aufgeschlossen und der Gesamturonsäuregehalt kolorimetrisch nach der Methode von BITTER und MUIR (1) bestimmt. Der DNS-Gehalt im Knorpelgewebe wurde nach dem Verfahren von CERIOTTI (4) bestimmt. Ausführliche Beschreibung der verwendeten Methoden siehe BLUM (2).

Ergebnisse und Diskussion

Als Ergebnis zahlreicher orientierender Versuchsreihen mit Kollektiven der einzelnen Hühnerrassen, mit verschiedenen Substanzen und Dosierungen unterschiedlicher Mengen und Häufigkeit konnten wir folgende Befunde erheben:

1. Nach einmaliger oder wöchentlich wiederholter intraartikulärer Injektion von 0,5 - 3,0 mg MJA in das linke Kniegelenk der Versuchstiere kommt es zu fortschreitenden degenerativen Gelenkveränderungen.

2. Die Gelenkdegenerationen zeigen ein charakteristisches und qualitativ gleichartiges, pathologisches Bild, das den Merkmalen einer Gelenkarthrose entspricht.

3. Die lokal induzierten Gelenkdegenerationen entwickeln sich sehr langsam (in 2 - 3 Monaten) und bleiben auf das betroffene Gelenk beschränkt, sodaß am gleichen Versuchstier ein gesundes Kniegelenk zum Vergleich zur Verfügung steht.

4. Dosierungsmenge und -häufigkeit sowie die Verwendung unterschiedlicher Hühnerrassen führen nur zu quantitativ, nicht aber zu qualitativ unterschiedlichen Reaktionen.

5. Äußere Anzeichen entzündlicher Prozesse (Synovitis, Arthritis, Bursitis) lassen sich an unserem Arthrosemodell nicht erkennen.

Unsere makroskopischen, histologischen und biochemischen Untersuchungen erbrachten im Einzelnen folgende Ergebnisse:

I. Makroskopische Befunde:

Wenige Tage nach der einmaligen oder ersten Injektion von 3 mg MJA zeigen die Versuchstiere bereits durch ein leichtes Hinken

oder Schonen des betroffenen Beines erste Reaktionen. Während
über den gesamten Versuchszeitraum von 3 Monaten am lebenden
Tier äußerlich keine Veränderungen im Gelenkbereich zu erkennen
sind, lassen sich erstmalig 6 bis 8 Wochen nach Versuchsbeginn
am getöteten Tier makroskopisch sichtbare Veränderungen an den
Gelenkflächen nachweisen. Diese Alterationen stellen sich im
Vergleich zum gesunden Kniegelenk (Abb.1) dar durch eine Abnahme der weißen Knorpelschicht, durch leichte Aufrauhungen und/
oder durch geringe Ulcerationen der Knorpeloberfläche. Der Gelenkknorpel verliert sein glänzendes Aussehen, an einzelnen
Flächen schimmert durch Dünnerwerden der Knorpelschicht auf
den Kondylen das Knochenmark rötlich durch (Abb.2). Beim weiteren Fortschreiten der Erkrankung nehmen Aufrauhung und Ulcerationen der Gelenkflächen an Intensität und Größe zu (Abb.3).
Nach ca. 12 Wochen lassen sich großflächige und tiefgehende
Zerstörungen des Knorpelgewebes mit Eröffnung des Markraumes
erkennen, wobei einige Ulcera mit einem neu gebildeten glasig
erscheinenden Gewebsmaterial (Granulationsgewebe) angereichert
in Erscheinung treten (Abb.4).

## II. Histologische Befunde:

Histologisch läßt sich nach 6 bis 8 Wochen im Knorpelgewebe eine gegenüber dem gesunden Gewebe (Abb.5) verminderte Metachromasie (21) als Zeichen einer reduzierten Proteoglykansynthese
erkennen. Gleichzeitig kommt es zu einer Demaskierung der Kollagenfibrillen infolge Depolymerisierung der Proteoglykane im
Bindegewebe (Abb.6). Nach Zerstörung und völligem Verlust der
Knorpeloberfläche (Lamina splendens) lassen sich eine Auffaserung des Gewebes (Abb.7) und charakteristische "fahnenartige"
Abrisse (Abb.8) erkennen. Nur noch in der knochennahen Knorpelregion zeigen die Chondrozyten eine durch Metachromasie erkennbare Synthese von Bindegewebsgrundsubstanz. Im Bereich tiefgreifender Ulcerationen ist das Knorpelgewebe bis zum Knochen
hin abgebaut. Einbrüche in die Spongiosa sind gelegentlich mit
einem Fibroblasten enthaltenden, schwach anfärbbaren Granulationsgewebe ausgefüllt.

III. Biochemische Befunde:

Eine biochemische Analyse des Knorpelgewebes ergab, daß der Gehalt an DNS (als Maß für die Zellzahl) bezogen auf das Trockengewicht des Knorpels beim arthrotischen Gelenk innerhalb der Versuchsdauer von 12 Wochen nur geringfügig (bis zu maximal 13 %) vermindert war (siehe Abbildung 9). Demgegenüber wurde der Mucopolysaccharidgehalt im Gelenkknorpel in Abhängigkeit von der Versuchsdauer zunehmend geringer. Nach 8 Wochen lag der MPS-Gehalt um durchschnittlich 46 %, nach 10 Wochen um 58 % und nach 12 Wochen um 65 % unter den Kontrollwerten (siehe Abbildung 10). Diese biochemischen Befunde zeigen mit den histologischen Bildern, bei denen sich der verminderte MPS-Gehalt durch eine Abnahme der Anfärbbarkeit der Bindegewebsgrundsubstanz zu erkennen gibt, eine volle Übereinstimmung und entsprechen auch den analytischen Daten aus klinischem Material.

Unsere makroskopischen, histologischen und biochemischen Befunde weisen eine sehr gute Korrelation auf und machen den fortschreitenden degenerativen Prozeß an der tierexperimentellen Arthrose deutlich. Generell zeigen alle Tiere einer Versuchsreihe qualitativ gleichartige Befunde. Lediglich in der Intensität und im zeitlichen Verlauf konnten wir quantitative Unterschiede feststellen, die wir als individuelle Schwankungen und mit der unterschiedlichen Ausgangs- bzw. Reaktionslage der Versuchstiere interpretieren. Auch hinsichtlich der Rasse der von uns verwendeten Hühner lassen sich quantitative, aber keine qualitativen Unterschiede im Verlauf der arthrotischen Gelenkveränderungen beobachten. So reagierten die Hühner der Rasse "Hissex" und der Rasse "Weiße Babcock Hybriden", die sich durch ein leichteres Gewicht und durch ein nervöseres Erscheinungsbild auszeichnen, auffallend intensiver und schneller auf das, die Gelenkdegenerationen auslösende Agens. Die wesentlich ruhigeren und schwereren Versuchstiere der Rasse "Weißes Leghorn (Stamm HNL)" oder die "Braunen Rohdeländer" ließen degenerative Veränderungen im allgemeinen erst 8 Wochen nach intraartikulärer Injektion von 3 mg MJA erkennen, wobei auch das

Fortschreiten der arthrotischen Prozesse langsamer verlief. Nachfolgende Versuche mit geringeren Mengen (2,0, 1,0 oder 0,5 mg) MJA, über die wir an anderer Stelle ausführlich berichten werden (11,12,13), machen deutlich, daß Intensität und zeitlicher Verlauf der Gelenkdegeneration entsprechend variiert werden kann, nicht aber das qualitative Bild der arthrotischen Reaktionen.

Es erscheint uns bemerkenswert, daß das Auftreten der experimentell ausgelösten Kniegelenkarthrosen nicht von einer entzündlichen Schwellung oder Hyperämie begleitet ist, woraus wir ableiten, daß bei unserem Versuchsmodell entzündliche Prozesse nicht vorherrschen und das pathologische Geschehen bestimmen. Aus diesem Grund halten wir die von uns erarbeitete Versuchsanordnung für geeignet, einheitliche und quantitativ steuerbare Gelenkdegenerationen auszulösen, die nach makroskopischen, histologischen und biochemischen Gesichtspunkten als Arthrose-Modell angesehen werden können und auch eine pharmakologische Prüfung antiarthrotisch wirksamer Arzneistoffe ermöglichen. In weiterführenden Untersuchungen, über die wir an anderer Stelle ausführlich berichten werden (11), konnten wir eine röntgenologische Technik entwickeln, die es gestattet, am lebenden Tier den arthrotischen Prozess zu verfolgen und die Wirkung spezifischer Arzneistoffe zu quantifizieren. Wir glauben daher, mit der vorliegenden Versuchsanordnung über ein Arthrose-Modell zu verfügen, welches eine routinemäßige Überprüfung spezifischer Antiarthrotika zuläßt. Daneben dürfte unser Arthrose-Modell geeignet sein, tiefere Einblicke in die pathologischen Mechanismen degenerativer Gelenkerkrankungen zu gewinnen und die daran beteiligten Faktoren eingehender zu studieren. Wir sind uns sehr wohl bewußt, daß eine Übertragung dieser tierexperimentellen Befunde auf die Verhältnisse beim Menschen nur eingeschränkt möglich ist. Unsere weiterführenden und zur Zeit laufenden Untersuchungen bestätigen jedoch in zunehmendem Maße die Brauchbarkeit dieses Arthrose-Modells in der Pharmakologischen Forschung.

Zusammenfassung:

Ziel der vorliegenden Untersuchungen war es, ein tierexperimentelles Arthrosemodell zu entwickeln, welches eine weitgehende Übereinstimmung mit den degenerativen Gelenkerkrankungen beim Menschen aufweist und für eine pharmakologische Prüfung antiarthrotischer Wirkstoffe geeignet ist. Basierend auf der Tatsache, daß im erwachsenen artikulären Knorpelgewebe ein Gleichgewicht zwischen anabolen und katabolen Zelleistungen besteht, entwickelten wir die Hypothese, daß eine artifiziell ausgelöste Störung der anabolen Reaktionen zu degenerativen Veränderungen im Gelenk führen wird. Unsere Experimente mit Monojodacetat, einem starken Inhibitor, bestätigen, daß es bei intraartikulärer Applikation in das Kniegelenk von Hühnern nach einer Latenzzeit von ca. 6 bis 8 Wochen zu arthrotischen Alterationen im Gelenkknorpel kommt. Makroskopisch, histologisch und biochemisch weisen diese degenerativen Veränderungen eine gute Übereinstimmung mit der Arthrose beim Menschen auf. Dieses neue tierexperimentelle Arthrose-Modell erscheint geeignet, degenerative Prozesse im Gelenkknorpel eingehender zu studieren und mögliche antiarthrotische Arzneistoffe pharmakologisch zu testen.

Danksagung: Für die photographischen Aufnahmen möchten die Autoren Herrn Manfred Lippold und für die wertvolle technische Assistenz Frau Marianne Ehses und Frau Eva-Maria Worm herzlich danken.

LITERATURVERZEICHNIS

1. Bitter, T. and H.M. Muir:
   Anal. Biochem. 4, 330 (1962)

2. Blum U.:
   Diss. Math. Nat. Fakult. Univ. Bonn (1975)

3. Bröhr, H.J. und D.A. Kalbhen:
   Arch. int. Pharmacodyn. 176, 380 (1968)

4. Ceriotti, G.:
   J. Biol. Chem. 148, 297 (1952)

5. Fassbender, H.G.:
   Pathologie rheumatischer Erkrankungen, Springer Verlag
   Berlin - Heidelberg - New York 1975, p. 295

6. Finsterbusch, A. and B. Friedmann:
   Clin. Orthop. Rel. Res. 92, 305 (1973)

7. Glenn, E.M. and J. Gray:
   Am. J. Vet. Res. 26, 1180 (1965)

8. Hoffmann-Ostenhoff, O.:
   Enzymologie, Springer Verlag, Wien 1954, S. 146, 378

9. Hotchkiss, R.D.:
   Arch. Biochem. 16, 131 (1948)

10. Kalbhen, D.A.:
    Pharmakologische Studien an neoplastischen Mastzellen
    über Zusammenhänge von Zellvermehrung und Adenosintri-
    phosphat-Gehalt. Peter Hanstein Verl. Bonn 1969

11. Kalbhen, D.A. und G. Schiller:
    Z. Rheumatol. 36, 180 (1977)

12. Kalbhen, D.A., Blum U. und G. Schiller:
    Naunyn-Schmied. Arch. of Pharmacology, Suppl.
    Vol. 293, 1976, p. 40

13. Kalbhen, D.A., Wentsche, B., Peil, M. and F. Witassek:
    Vortrag: Europ. Fed. Connective Tissue Clubs, Lüttich, 1976

14. McDevitt, C.A. and H. Muir:
    Vortrag: Europ. Fed. Connective Tissue Clubs, Lüttich, 1976

15. McDevitt, C.A., Gilbertson, E.M.M. and H. Muir:
    Vortrag: Europ. Fed. Connective Tissue Clubs, Lüttich, 1976

16. Müller, P., Raabe, G. and K. Thoss:
    Exp. Path. 8, 331 (1973)

17. Muirden, K.D. and M. Phillips:
    Ann. rheum. Dis. 32, 251 (1973)

18. Pearse, A.G.E.:
    J. & A. Churchill Ltd. London 1968, S. 659

19. Reimann, I.:
    Acta orthop. scand. 44, 496 (1973)

20. Roger, J. und D.A. Kalbhen:
    Arzneim.-Forsch. 18, 1512 (1968)

21. Rosenberg, L.:
    J. Bone Joint. Surg. 53 A, 69 (1971)

22. Rosenthal, O.:
    J. cell. comp. Physiol. 19, (1942)

23. Roy, S.:
    Ann. rheum. Dis. 29, 634 (1970)

24. Schaffer, J.:
    In: Enzyklopädie Mikroskopische Technik. Kap.: Knorpel; "Orange G", Verlag Urban & Schwarzenberg, 1903, S. 1042, zit. bei 95.

25. Schulz, L.C.:
    Vortrag: 1. Arbeitssitzung der Dtsch. Arbeitsgruppe für Bindegewebsforschung, Februar 1973 in Mannheim.

26. Silberberg, M. and R. Silberberg:
    Amer. J. Anat. 68, 69-96 (1951)

27. Silberberg, M., Silberberg, R. and R. Rüttner:
    Exp. Med. Surg. 21, 241 (1963)

28. Wilhelmi, G.:
    Arzneim.-Forsch. 26, 382-386 (1976)

Anhang

Legende zu den Abbildungen:

Abb. 1: Gesundes Kniegelenk vom Huhn nach Entfernung der Menisken und Bänder. Rechts Gelenkfläche des distalen Femur, links Gelenkfläche der proximalen Tibia (oben) und der Fibula (unten).

Abb. 2: Geöffnetes Kniegelenk, 8 Wochen nach intraartikulärer Injektion von 3 mg Monojodacetat-Na. Aufrauhungen und punktförmige Ulcerationen auf der femuralen Gelenkfläche.

Abb. 3: Kniegelenkflächen mit größeren Ulcerationen, 10 Wochen nach intraartikulärer Applikation von 3 mg Monojodacetat-Na.

Abb. 4: Schwere Destruktionen der Gelenkflächen mit Pannus- und Granulationsgewebe, 12 Wochen nach lokaler Applikation von Monojodacetat-Na.

Abb. 5: Histologisches Bild von gesundem Knorpelgewebe des Kniegelenks eines unbehandelten Huhnes, deutliche Metachromasie der Bindegewebsgrundsubstanz. Färbung: Hämatoxylin und Orange G (nach Delafield).

Abb. 6: Gelenkknorpel 8 Wochen nach intraartikulärer Injektion von Monojodacetat; stark verminderte Metachromasie, Demaskierung der Fibrillen, Zerstörung der Lamina splendens.

Abb. 7: Aufgefaserter Gelenkknorpel, 10 Wochen nach Applikation von Monojodacetat-Na.

Abb. 8: Gelenkknorpel mit "fahnenartigen" Abrissen und metachromatischer Anfärbbarkeit nur noch nahe der Knochengrenze, 10 Wochen nach intraartikulärer Injektion von Monojodacetat-Na.

Abb. 9: Prozentuale Veränderung des DNS-Gehaltes im Gelenkknorpel von Versuchstieren, bei denen durch intraartikuläre Applikation von 3,0 mg Monojodacetat eine zeitlich fortschreitende Degeneration des Gelenkknorpels ausgelöst wurde.

Abb.10: Abnahme des Mucopolysaccharid-Gehaltes (gemessen an der Uronsäure) des Gelenkknorpels in %. Bei den Versuchstieren war durch intraartikuläre Injektion von 3,0 mg Monojodacetat eine experimentelle Arthrose ausgelöst worden.

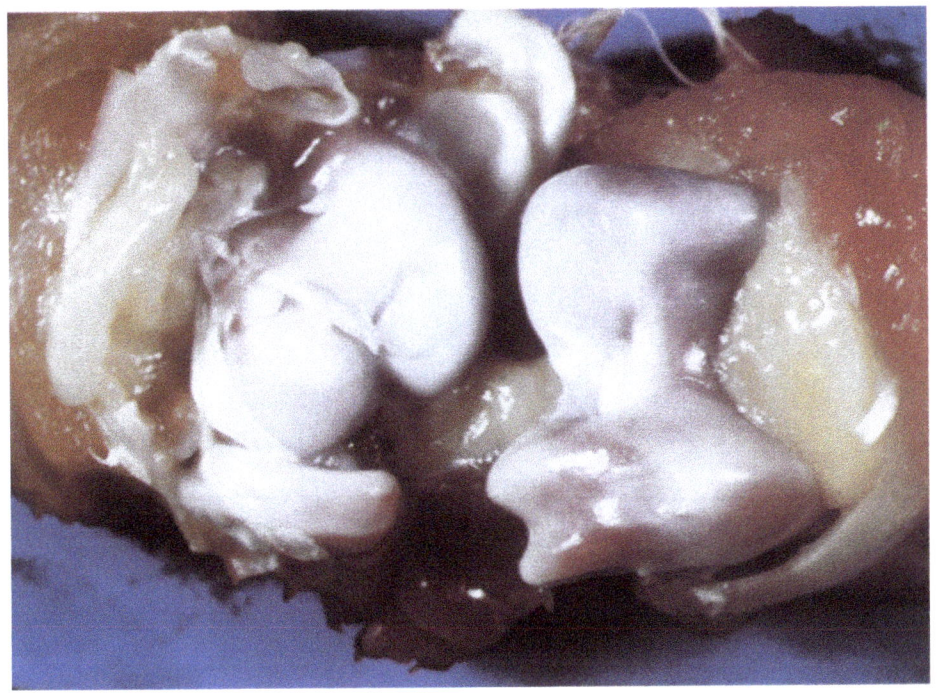

1

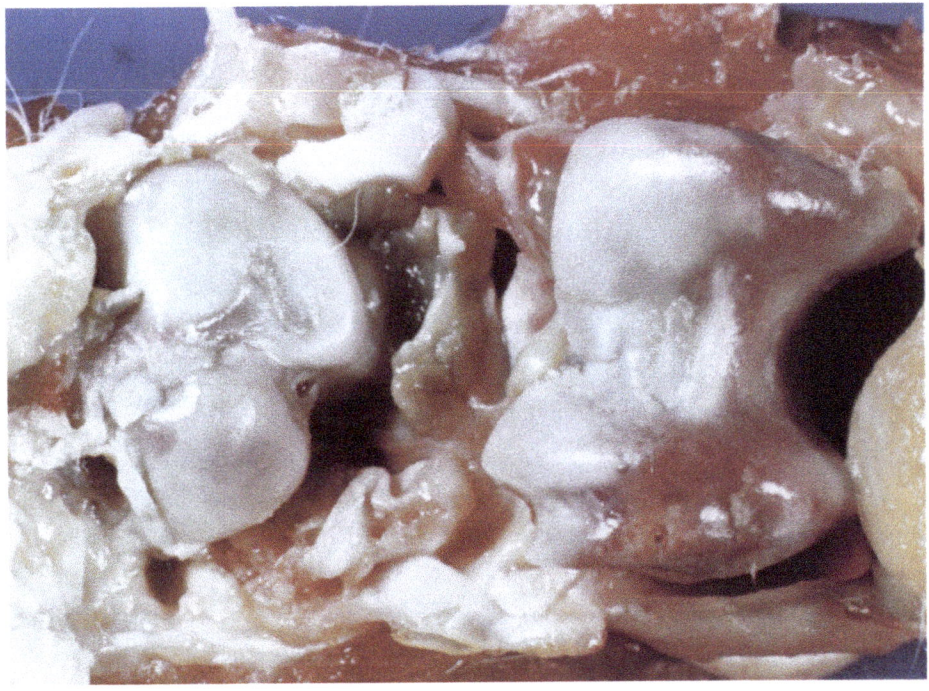

2

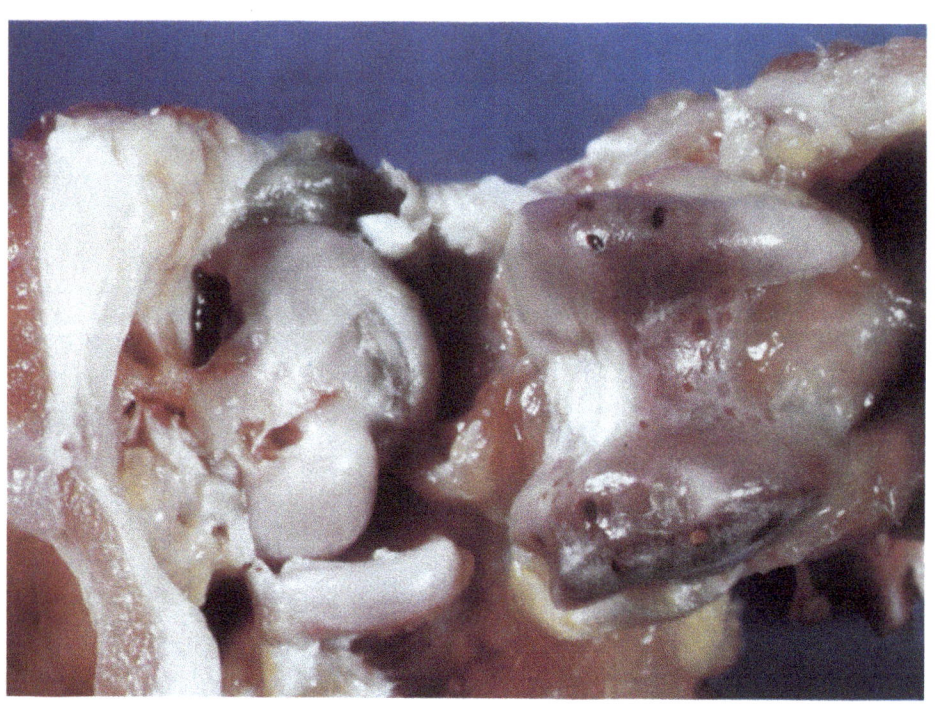

3

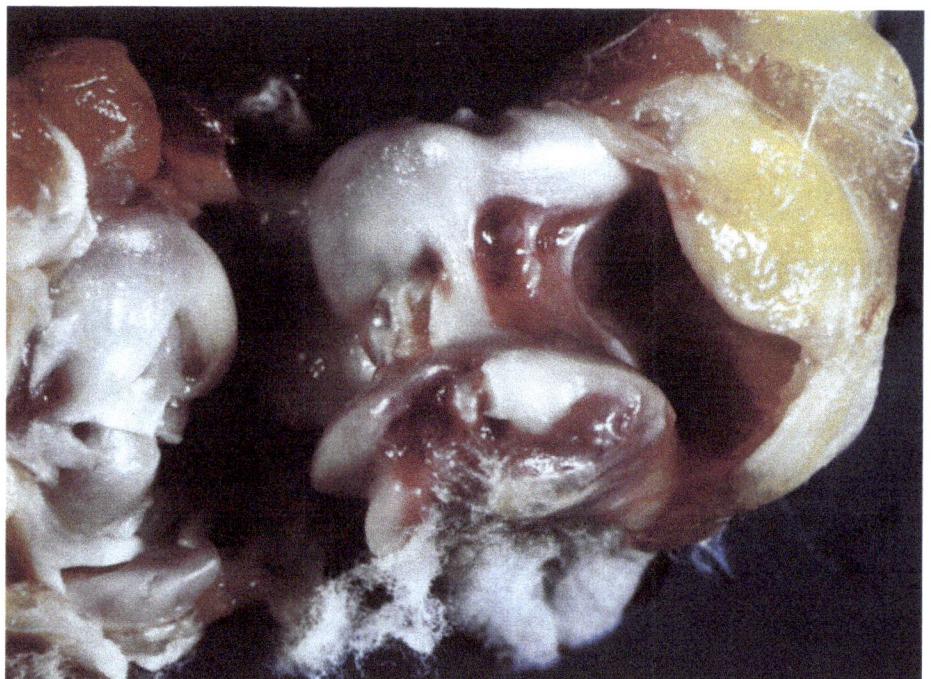

4

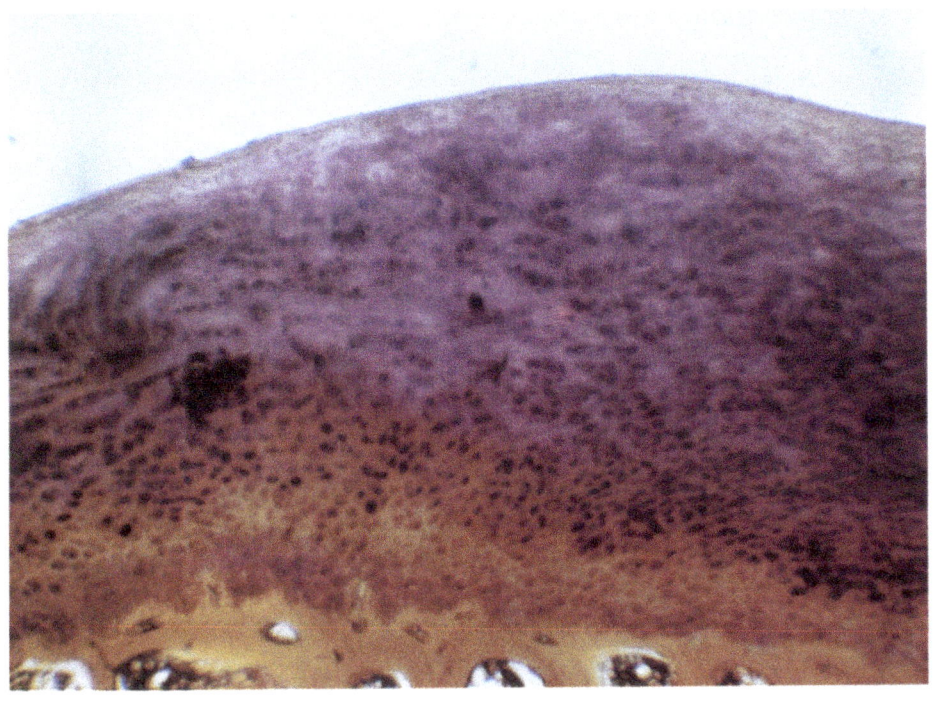

5

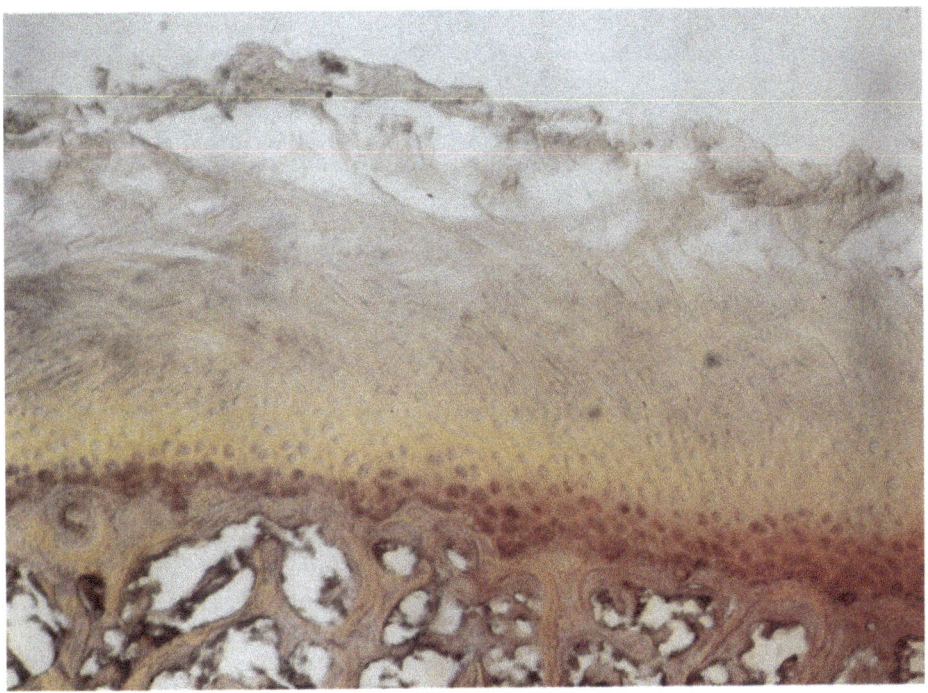

6

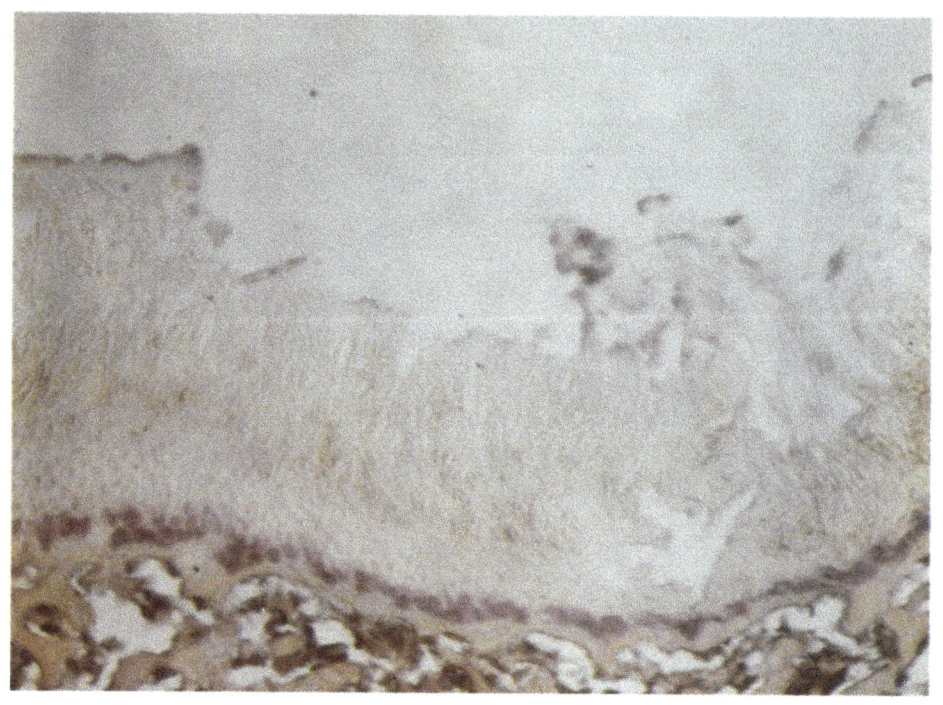
7

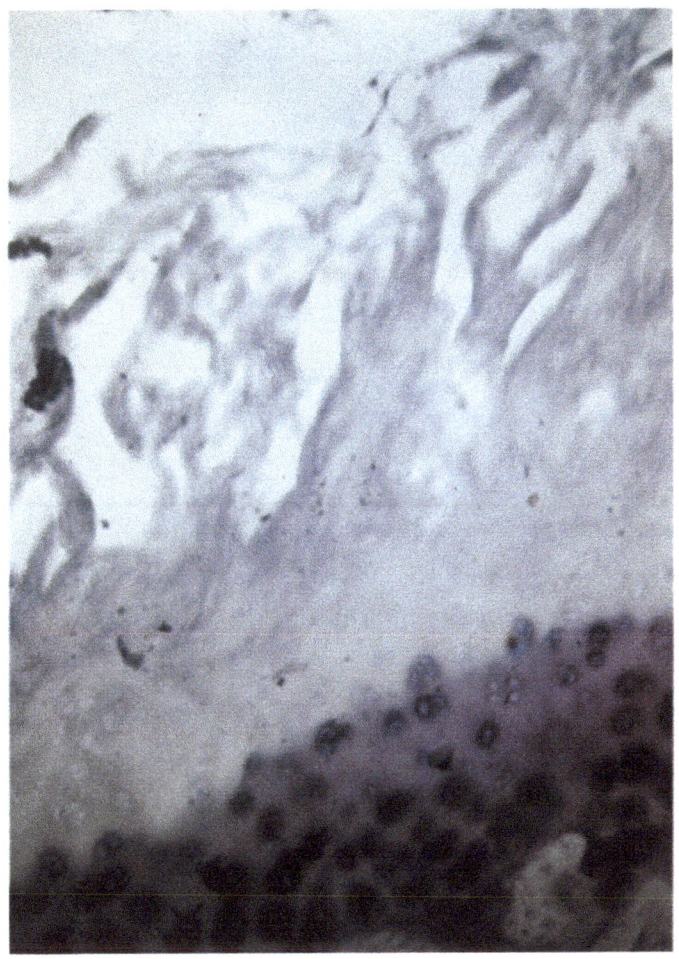

8

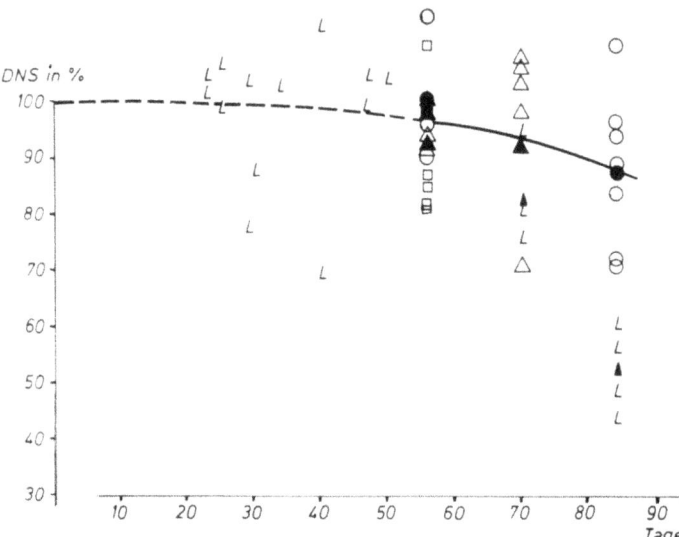

9

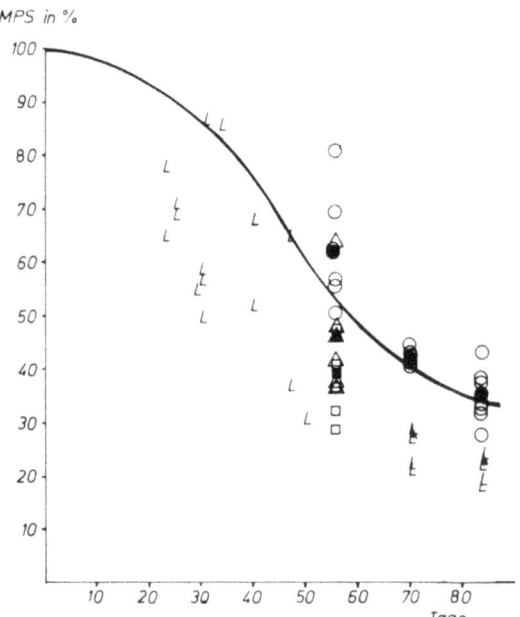

10

# FORSCHUNGSBERICHTE
## des Landes Nordrhein-Westfalen

*Herausgegeben
vom Minister für Wissenschaft und Forschung*

Die „Forschungsberichte des Landes Nordrhein-Westfalen" sind in zwölf Fachgruppen gegliedert:

Geisteswissenschaften
Wirtschafts- und Sozialwissenschaften
Mathematik / Informatik
Physik / Chemie / Biologie
Medizin
Umwelt / Verkehr
Bau / Steine / Erden
Bergbau / Energie
Elektrotechnik / Optik
Maschinenbau / Verfahrenstechnik
Hüttenwesen / Werkstoffkunde
Textilforschung

SPRINGER FACHMEDIEN WIESBADEN GMBH
5090 Leverkusen 3 · Postfach 30 06 20

GPSR Compliance
The European Union's (EU) General Product Safety Regulation (GPSR) is a set of rules that requires consumer products to be safe and our obligations to ensure this.

If you have any concerns about our products, you can contact us on

ProductSafety@springernature.com

In case Publisher is established outside the EU, the EU authorized representative is:

Springer Nature Customer Service Center GmbH
Europaplatz 3
69115 Heidelberg, Germany

www.ingramcontent.com/pod-product-compliance
Ingram Content Group UK Ltd.
Pitfield, Milton Keynes, MK11 3LW, UK
UKHW051659240426
12048UKWH00046B/686